AF296051

ESSAI

SUR LES

FRACTURES DU MAXILLAIRE SUPÉRIEUR

PAR

Alphonse CRONEAU,

Docteur en médecine de la Faculté de Paris,
Ex aide-major auxilliaire à l'hôpital militaire de Bordeaux.

PARIS

A. PARENT, IMPRIMEUR DE LA FACULTÉ DE MÉDECINE
31, RUE MONSIEUR-LE-PRINCE, 31

1877

ESSAI

FRACTURES DU MAXILLAIRE SUPÉRIEUR

PAR

Alphonse CRONEAU,

Docteur en médecine de la Faculté de Paris,
Ex aide-major auxilliaire à l'hôpital militaire de Bordeaux.

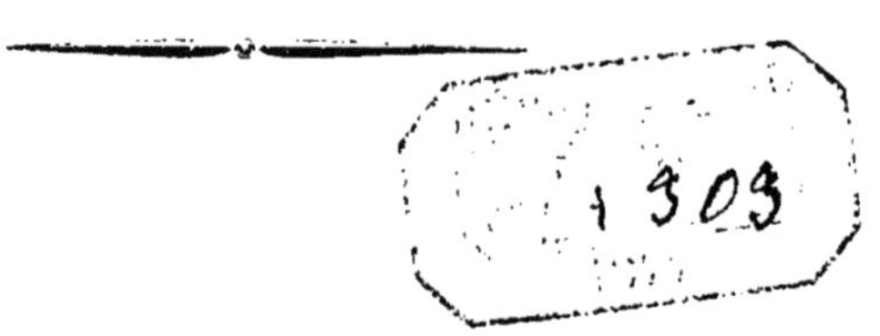

PARIS

A. PARENT, IMPRIMEUR DE LA FACULTÉ DE MÉDECINE
31, RUE MONSIEUR-LE-PRINCE, 31

1877

A MON PÈRE

A MA MÈRE

A MA SŒUR

A MES PARENTS

A MES AMIS

ESSAI

SUR LES

FRACTURES DU MAXILLAIRE SUPÉRIEUR

INTRODUCTION.

Parmi les fractures qu'il est le moins souvent donné aux chirurgiens d'observer, les fractures du maxillaire supérieur sont certainement des plus rares. La rareté de ces lésions s'explique facilement, si l'on songe à la position occupée par l'os sus-maxillaire. En effet, sa situation sur un plan plus reculé que le nez, le front et le menton, le met à l'abri des violences extérieures direc-tes, et ses articulations solides avec les autres os de la face et du crâne permettent aux ébranlements de se répartir dans les régions voisines. Si, à la rareté relative de cet ordre de lésions, nous joignons l'ignorance où l'on était de certaines notions mieux connues aujourd'hui, nous nous rendrons facilement compte du peu de bruit fait autour de ces fractures. C'est à peine si les auteurs classiques les mentionnent. Cloquet et Bérard (Diction. en 30 vol., t. XVIII, p. 398, 2ᵉ édition, 1838) parlent de cette lésion d'une manière cliniqué. Ils nous ont fourni deux observations intéressantes. Vidal de Cassis ne leur consacre que quelques lignes. Nélaton, dans sa première édition, ne fait que les mentionner; mais M. Péan, dans la dernière édition, s'étend un peu sur le traitement. Fano en parle un peu plus longuement; Follin résume l'état de la science. MM. Denonvilliers et Gosselin, dans le Compendium de chirurgie, page 558, donnent une division des fractures, mais fort incomplète. Le Traité des fractures, de Malgaigne, assez abondant dans la matière, parle de la question, sans faire aucune division, d'une façon clinique; il nous a fourni plusieurs faits curieux.

Les divers journaux de médecine, les Bulletins de l'Académie et de la Société de chirurgie, les écrivains militaires, nous ont donné quelques observations importantes, surtout au point de vue des complications. Ce qu'il y a de mieux sur le sujet qui nous occupe est l'article de M. Gillet dans le Dictionnaire encyclopédique des sciences médicales (article Maxillaire). Assez complet, mais diffus, cet article contient une division des fractures qui ne nous satisfait pas entièrement.

Nous avons à signaler trois travaux originaux :

1° Un mémoire de M. A. Guérin, lu à l'Académie de médecine en juillet 1866, et qui nous révèle un nouveau moyen de diagnostic;

2° Une communication de M. Dubreuil à la Société de chirurgie en juin 1870, qui fut accompagnée d'une présentation anatomique;

3° Enfin une thèse de M. le docteur Lehéribel (1874),

qui s'attache surtout à décrire le mécanisme et les symptômes de la lésion qui va nous occuper.

Un malade couché dans le service de M. le professeur Verneuil, à la Pitié, a été le point de départ de ce travail. Sous l'inspiration du maître, nous avons entrepris une série de recherches dans le but de colliger dans un travail d'ensemble des notions éparses jusqu'à ce jour.

DIVISION, CAUSES ET MÉCANISME.

Nous partagerons les fractures du maxillaire supérieur en deux grandes classes : fractures directes et fractures indirectes.

Fractures directes.

Nous diviserons à leur tour les fractures directes en huit subdivisions, ainsi qu'il suit :

1° Fractures de l'apophyse ascendante ;

2° Fractures des parois du sinus ;

3° Fractures du bord alvéolaire ;

4° Fractures de la voûte palatine ;

5° Séparation horizontale de toute la voûte palatine du reste de l'os ;

6° Fractures avec enfoncement d'un ou des deux maxillaires ;

7° Fractures avec saillie du maxillaire ou sa chute ;

8° Fractures par écrasement impossibles à définir.

1° *Fractures de l'apophyse ascendante.* — Il est rare que l'apophyse montante soit fracturée isolément; c'est ordinairement dans les fractures du nez ou dans les fractures multiples de la face qu'on observe cette lésion. Les chutes violentes sur la face, les coups de feu ou les coups de pied de cheval en sont les causes ordinaires. Ce sont ordinairement des fractures comminutives, difficiles à préciser, excepté quand les os du nez sont enfoncés, comme dans un cas dont parle Maigaigne, où il vit distinctement, seize ans après l'accident, des traces de fractures sur les deux apophyses montantes mises à découvert par l'enfoncement des os propres du nez.

2° *Fractures du sinus maxillaire* — Ou bien la fracture est simple et constitue seulement une fissure dont les bords ne peuvent s'écarter, à cause de la disposition de ces parties; ou bien elle est comminutive avec enfoncement des fragments. Un instrument piquant, le bout d'un parapluie, comme dans un cas de Béclard, un coup de feu, un coup de pied de cheval, peuvent fracturer la paroi antérieure du sinus. La paroi postérieure est moins exposée, protégée qu'elle est par l'apophyse coronoïde du maxillaire inférieur. Cependant l'observation suivante de Dupuytren nous montre que cette partie n'est pas exempte des fracas violents produits par les armes à feu :

Obs. I. — En 1814, un lieutenant-colonel avait eu le masséter et la parotide détruits par une balle qui avait pénétré dans le sinus. Lorsque le malade faisait quelques mouvements, le projectile se déplaçait. Il survint une tuméfaction énorme; après l'inflammation, la narine droite resta obstruée : on crut que cela tenait à des débris osseux, on en enleva en effet. Mais après cette opération, un son mat fit sentir la balle, dont on constata la mobilité. Une incision faite entre la joue et l'arcade dentaire permit de pénétrer dans le sinus, on trouva la balle déformée.

3° *Fractures du bord alvéolaire.* — Une portion plus ou moins considérable du bord alvéolaire peut être détachée du corps de l'os ; ou bien, pendant l'extraction d'une dent, un fragment de l'alvéole peut être détaché et même enlevé avec la dent ; ou bien un fragment retenant plusieurs dents peut être séparé de l'os, comme dans le fait suivant, cité par M. Gillet dans le Dictionnaire encyclopédique :

Obs. II. — M. Bassereau, interne de M. Verneuil, nous a communiqué le fait suivant, qu'il a eu l'occasion d'observer à la consultation de l'hôpital Lariboisière. Il s'agit d'un garçon de 25 à 30 ans qui, à la suite d'une chute faite sur le sol, présenta une fracture de la mâchoire à deux traits verticaux, portant chacun sur un maxillaire et réunis par une fissure transversale. C'était une fracture à trois fragments, deux latéraux et un médian, supportant les incisives. Le malade ne s'était pas traité convenablement, le fragment médian était encore mobile au bout de six semaines, ce qui gênait beaucoup la mastication et était l'occasion de névralgies faciales très-intenses.

Le cas suivant, que nous avons observé chez M. Verneuil, est, quoique plus considérable, une fracture du même ordre que la précédente :

Obs. III. — Le nommé Jourdain Jean charretier âgé de 40 ans, reçut un coup de pied de cheval à la face, le 19 novembre 1876. Relevé sans connaissance et perdant du sang par la plaie, il revint à lui quelques instants après et fut transporté le même soir à la Pitié, dans l'une des salles de clinique de M. le professeur Verneuil. Voici ce que l'on constate : la face est tuméfiée. Au niveau de la houppe du menton, à droite de la ligne médiane, existe une plaie linéaire verticale, d'environ 3 cen-

timètres de longueur. La lèvre droite est divisée dans l'étendue de
1 centimètre suivant la même direction verticale. Une ecchymose considérable, due probablement à la chute violente du blessé occupe la région de la pommette du côté droit, pas de dépression de l'os malaire. Il
y a également une ecchymose sous la partie inférieure de la conjonctive
oculaire droite. La pression au niveau de la suture de l'os malaire avec
l'arcade zygomatique détermine une assez vive douleur, et démontre
l'existence d'une dépression à ce niveau. On détermine également une
douleur en exerçant une pression au-dessous du bord inférieur de l'os
de la pommette, et sur le trajet de l'apophyse montante, le long du nez.
Le malade accuse aussi une douleur au niveau du trou sous-orbitaire.
Le maxillaire droit est manifestement déprimé. En faisant ouvrir la
bouche au malade, ce qui lui est pénible, on est frappé de l'extrême
mobilité de l'arcade alvéolaire supérieure qui retombe lorsqu'on la re-
lève. On peut également lui faire subir quelques mouvements d'arrière
en avant et réciproquement. On remarque ainsi que le fragment mobile
contient les deux petites molaires et la canine gauches, les quatre incisives, la canine droite et les trois molaires suivantes. Les mouvements
communiqués sont douloureux ; la pression aux deux extrémités des
fragments détermine une vive douleur. La direction de l'arcade dentaire
est changée, les dents sont déjetées en dedans, surtout à droite, elles
sont très-rapprochées les unes des autres. Il semble au malade que la
cavité buccale est rétrécie, « ce qui s'explique par le léger enfoncement du
maxillaire. Celui-ci est évidemment luxé en partie, il a été violemment
ébranlé dans toutes ses articulations. Les mouvements de mastication
sont impossibles, la phonation est elle-même gênée. Il y a en même
temps fracture du maxillaire inférieur. Un fragment très-mobile d'arrière en avant supporte les quatre incisives et la canine droite. Le malade accuse une douleur des deux côtés de la mâchoire près de l'angle.
Il y a en même temps fracture du nez, mobilité, crépitation. Quand le
malade se mouche il lui semble que son nez va tomber dans son mou-
choir. — Le malade a présenté des symptômes intéressants du côté de
la sensibilité.

La douleur perçue au niveau du trou sous-orbitaire ne laisse aucun
doute sur une fracture à cet endroit, fracture qui en comprimant le
nerf sous-orbitaire a amené le symptôme suivant : toute la région com-
prise dans un espace limité par le bord orbitaire et la commissure labiale droite d'une part, le dos du nez et le milieu de la joue d'autre part
est complètement insensible. Une aiguille promenée sur cet espace ou
enfoncée dans la peau jusqu'à faire perler une goutte de sang n'est pas
sentie. L'odorat est conservé ainsi que le goût. Les dents ont également
conservé leur sensibilité, la vue et l'ouïe ne sont pas troublées.

Sur les indications de M. Verneuil, M, Colin fit fabriquer l'appareil suivant, dans le but d'immobiliser le fragment mobile ; deux demi-cercles d'acier, croisés à angle droit, viennent prendre leur point d'appui au-dessous de l'occiput, sur le front et les parois latérales du crâne. Leurs extrémités sont reliées par une courroie en cuir qu'on peut serrer à volonté, et qui se boucle de chaque côté de la tête. De la partie anté-rieure de l'appareil, au-dessous du front, partent deux tiges en métal, qui passant de chaque côté du nez se recourbent au-dessous de la lèvre supérieure pour passer sous l'arcade dentaire, où elles soutiennent deux plaques de liége destinées à maintenir le fragment mobile en contact avec la portion supérieure de l'os. Le malade supporte mal cet appareil et le casse, mais comme il l'avait supporté pendant quelques jours, le fragment détaché avait eu le temps d'être immobilisé assez pour ne plus retomber. Aussi, à partir de ce jour, on abandonna le malade à l'expec-tation, ne le nourrissant que de potages et de purées.

Pendant les huit premiers jours qui suivirent son entrée à l'hôpital, le blessé avait présenté une grande agitation. Il avait du délire la nuit, et voulait se lever pour aller au cabaret. Il faut dire que le malade est alcoolique. On calma ce délire avec dix gouttes de laudanum de Rousseau dans un verre de vin. Le pouls resta entre 80 et 92, la température oscillait entre 38° et 40°. A partir du huitième jour, les symptômes allè-rent en s'amendant. Le gonflement se passe, les douleurs ont beaucoup diminué et n'existent presque plus, la consolidation encore imparfaite est à peu près terminée ; les mouvements de mastication sont relative-ment faciles, mais le malade ne peut encore broyer des aliments trop consistants. La sensibilité s'est rétablie peu à peu. Quinze jours après l'accident, la région sous-orbitaire, l'aile du nez, la lèvre supérieure étaient revenues à leur état habituel, et trois jours plus tard, la com-missure des lèvres avait repris elle-même sa sensibilité. Un abcès vient de se former à la mâchoire inférieure, mais cela n'a aucun rapport avec le maxillaire supérieur.

4° *Fractures de la voûte palatine.* — On conçoit qu'un individu tombant la bouche ouverte sur un corps pi-quant puisse se rompre la voûte palatine ; mais c'est le plus souvent par des armes à feu et dans les tentatives de suicide que des dégâts considérables sont occa-sionnés.

M. Verneuil a cité à la Société de chirurgie un cas de

perforation de la voûte palatine tiré de la pratique de
M. Denucé (de Bordeaux) :

Obs. IV. — La lésion était la conséquence d'un coup de pistolet tiré
dans la bouche. La membrane palatine était détachée dans une grande
étendue et pendait dans la cavité buccale sous la forme d'un vaste lambeau. La voûte palatine osseuse était en même temps perforée. M. Denucé vit le blessé le second jour; il passa dans le lambeau un fil double
dont les deux chefs furent attirés à l'extérieur à travers le trou de la
voûte palatine et la fosse nasale correspondante. Le lambeau fut ainsi
exactement réappliqué, la réunion fut obtenue et la guérison fut com-
plète.

5° *Séparation horizontale de toute la voûte palatine du
reste de l'os.* — Cette sorte de fracture paraît n'être pas
rare, si nous en jugeons par les observations assez nom-
breuses que nous en avons. Tantôt les deux fragments
sont restés en contact, comme dans l'observation V, et
sont difficilement mobiles; tantôt on peut leur faire subir quelques mouvements; tantôt enfin, comme dans le
cas de Prestat, la voûte palatine tombe si on ne la sou-
tient pas.

Ces lésions sont produites par des chocs agissant d'a-
vant en arrière. Dans ces fractures, l'apophyse ptérigoïde, qui reçoit le choc d'une manière indirecte, se
rompt également à sa base; de sorte que le fragment
inférieur du maxillaire, n'étant plus maintenu en arrière,
effectue facilement, quand on le presse, des mouvements
d'avant en arrière.

D'après les observations de M. Guérin et les expé-
riences faites à Clamart par M. Cocteau sur sept sujets,
il résulte que ces fractures ont lieu à 1 centimètre au-
dessous de l'os malaire et se prolongent transversalement

de l'apophyse ptérigoïde à la région sous-nasale, en comprenant la lame verticale de l'ethmoïde.

Obs. V. — Le 20 octobre 1862, pendant que j'étais chirurgien de l'hôpital Cochin, on apporta dans mon service le nommé G...., âgé de 38 ans, qui, en tombant dans une carrière, venait de se fracturer la colonne vertébrale. J'étais alors remplacé par un de mes collègues, qui ne constata pas d'autres lésions. Quatre jours après l'entrée de ce malade, ayant repris mon service et mon attention ayant été attirée par des traces de contusion de la lèvre supérieure, je recherchai les signes de la fracture du maxillaire supérieur, et je constatai une mobilité appréciable pour moi, mais peu notable, et j'éveillai une assez vive douleur en portant le doigt indicateur au niveau de l'aileron interne de l'apophyse ptérigoïde. Le malade ayant succombé le 22 décembre, c'est-à-dire deux mois après son entrée à l'hôpital, je priai M. Rigal, mon interne, de rechercher avec soin la fracture de la mâchoire supérieure, et il me prépara une pièce anatomique qui est une preuve irrécusable de l'opinion que j'avais soutenue. Elle démontre que les deux maxillaires, les deux apophyses ptérigoïdes et la branche du maxillaire qui les sépare, ont été fracturés suivant une ligne légèrement flexueuse, qui s'étend d'une fente ptérigo-maxillaire à celle du côté opposé, et pourtant le malade n'eut aucune douleur dans cette région. Si je ne l'avais pas examiné avec le soin que nous apportons quand nous cherchons à vérifier une opinion qui n'est pas encore suffisamment démontrée, la fracture fût passée inaperçue. (A. Guérin. Bulletins de l'Académie de médecine, juillet 1866.)

Obs. VI. — Le 27 février 1848, dans une rencontre entre deux trains lancés à toute vitesse, le nommé Ch. Delacour, âgé de 25 ans, monté sur une plateforme, fut précipité sur le coffre à charbon du tender. La face porta rudement sur le bord de ce coffre, et il en résulta une plaie avec fracture de la mâchoire supérieure.

La lèvre supérieure est séparée du nez par une fente transversale d'une longueur de 8 centimètres. Le doigt introduit dans la plaie, permet de constater que la voûte palatine est séparée par une fracture transversale du reste du squelette de la face, et représente à peu près ce palais que placent les dentistes à leur porte. Il était facile de constater que les dents étaient intactes, que la coaptation des fragments était facile, mais qu'il était difficile d'empêcher le déplacement de se reproduire, car son propre poids entraînait la voûte palatine qui suivait la mâchoire inférieure dans ses mouvements.

Mon collègue à l'Hôtel-Dieu, le docteur David, appelé auprès de ce malade, réunit par une suture entortillée la plaie de la face, soutint la mâchoire inférieure par une fronde qui soutenait médiatement le palais, et dirigea ce malade sur l'Hôtel-Dieu de Pontoise.

Le malade n'avait pas perdu connaissance et ne ressentait aucun symptôme qui pût faire croire à un retentissement du côté du cerveau. Bien qu'il eût perdu du sang abondamment, je lui fis une saignée de 250 grammes, Les mouvements de la déglutition étaient fort difficiles, et ne permirent pendant plusieurs jours au malade de n'avaler qu'à grand' peine quelques cuillerées d'eau sucrée ou d'une potion calmante.

Un gonflement énorme de la face me fit prévoir que les épingles couperaient les chairs, ce qui arriva, en effet, et lorsque j'enlevai les fils, je vis qu'aucun travail de réunion n'avait eu lieu. Vers le 7° jour, la déglutition devenait plus facile, et le malade pouvait commencer à boire en quantité suffisante, des tisanes, du bouillon, du lait coupé etc. etc.

Le 10 mars, le gonflement de la face était dissipé, une suppuration de bonne nature a dégorgé les bords de la plaie. Je pratique la suture enchevillée au moyen de quatre rubans de fil noués sur deux morceaux de sonde en gomme élastique. L'attention que j'avais eue de comprendre la presque totalité de l'épaisseur de la base et du bord supérieur de la plaie était un sûr garant de l'exact rapprochement des lèvres de cette plaie.

Quatre jours après, j'enlevai les points de suture, la plaie était réunie dans toute son épaisseur, et il ne restait plus qu'une plaie plate au-dessous du nez. Au bout de quelques jours elle était complètement cicatrisée. Restait la fracture. La fronde ne maintenait les fragments en rapport que médiatement, le moindre mouvement de la mâchoire inférieure retentissait douloureusement sur la face et permettait l'abaissement de la voûte palatine, et pouvait ainsi s'opposer à la consolidation de la fracture.

Pour obvier à ces inconvénients, j'eus recours au moyen suivant : je donnai à l'extrémité inférieure de deux bandes d'argent de 2 centimètres de large sur 15 de long, la forme d'une S fortement recourbée. Il en résulta deux gouttières, dont l'une était destinée à embrasser les dents, et la seconde à loger la lèvre supérieure et à permettre ainsi l'occlusion de la bouche. Je plaçai chacune de ces bandes près de la commissure labiale, sur la première molaire et la canine. Avec des pinces je comprimai la courbure qui embrassait les dents, au point qu'il fallut un léger effort pour déplacer la bande d'argent. Une fois en place, je donnai à la partie montante de cette bande une inclinaison analogue à celle de la face, et je fixai ce petit appareil au bonnet, au moyen d'un ruban passé dans un chas pratiqué d'avance à cette plaque. Après quelques tâtonnements, je parvins de maintenir les fragments en rapport, et il en résulta pour le malade le grand avantage de pouvoir ouvrir la bouche pour se nourrir sans s'exposer à l'abaissement de la mâchoire.

J'en profitai pour donner au malade une nourriture plus substantielle, et, notamment du hachis ou des purées de légumes.

Le premier avril il y avait un commencement de consolidation, et le 15 je pus enlever au malade l'appareil qu'il avait porté pendant un mois, sans qu'il en fût résulté rien de fâcheux pour les dents sur lesquelles il prenait un point d'appui. Une seule chose laissait à désirer. Il s'était produit une sorte de glissement d'avant en arrière du palais, en sorte que les dents incisives supérieures étaient en arrière. Cette légère difformité, qu'on rencontre dans certaines familles, gêna notablement Delacour dans les premiers temps, puis il finit par mastiquer aussi facilement qu'avant sa blessure. (Prestat. Bulletins de la Société de Chirurgie t. V. 1854-55 p. 180).

M. Velpeau a eu l'occasion d'observer deux cas semblables à celui de M. Prestat.

M. Gillet (Dictionnaire encyclopédique) cite un cas qu'il a observé chez Michon, dans lequel la mâchoire était fracturée horizontalement des deux côtés. On pouvait facilement faire éprouver des mouvements de latéralité à la voûte palatine.

Dans l'observation XI, de Cloquet, que nous citons plus loin, on trouve également une fracture de cet ordre-là.

Enfin nous ne pouvons, pour faire mieux connaître ce genre de fracture, que renvoyer au mémoire de M. Guérin.

6° *Fractures avec enfoncement d'un ou des deux maxillaires.* — Il est évident que, dans ces cas, comme dans ceux qui sont compris dans la subdivision suivante, il y a à la fois et fracture et diastasis, et qu'il est difficile d'apprécier le degré de ces lésions, excepté dans les cas qui, comme ceux que nous donnons, sont des cas types. Dans l'observation III, on a pu voir qu'il y avait un léger enfoncement de l'un des maxillaires. Voici deux observations d'enfoncement de l'un (observation VII), puis des deux (observation VIII) maxillaires :

Obs. VII.—Un charpentier. âgé de 21 ans, étant tombé d'un deuxième étage, outre des fractures du bras et de la jambe et une luxation de la clavicule, offrait à la face l'état suivant : fracture simple des os propres du nez, ébranlement des dents incisives aux deux bords alvéolaires, écartement d'environ 9 millimètres des deux maxillaires supérieurs et palatins, dans la suture médiane, enfoncement de tout le côté gauche de la face sans altération des parties molles; plus une fracture verticale et sans déplacement près de la symphyse de la mâchoire inférieure. Du reste, nul symptôme de commotion cérébrale. Avec des pinces à anneaux introduites sous les os du nez, on les souleva de la main droite, tandis qu'avec la gauche on assurait la coaptation exacte, et l'on chercha à rapprocher les os maxillaires supérieurs et palatins par des pressions latérales, et par des ligatures placées sur les dents incisives supérieures; mais ces dents trop ébranlées ne tardèrent pas à tomber. Dès le dixième jour, la suture inter-maxillaire commençait à se resserrer; le 33e jour les fractures du nez et de l'os maxillaire inférieur étaient consolidées sans difformité, la réunion dans les sutures de la voûte palatine étaient complétement effectuées; seulement l'os maxillaire supérieur gauche avait conservé une légère dépression, mais qui ne gênait ni la diglutition, ni la parole. (Edm. Simonin, (de Nancy), Décad. chirurgicale. Paris 1838. Obs. IX.)

Obs. VIII. — Un petit garçon de 8 ans avait reçu au milieu de la face un choc tellement violent, qu'il était resté un moment comme mort, puis il était resté dans un coma prolongé. « Quand je le vis, dit l'auteur, il offrait un aspect étrange, ayant la face enfoncée, la mâchoire inférieure saillant en avant; et je ne savais où avoir prise, ni comment faire mon extension. Mais après un moment, il reprit ses sens, et se laissa persuader d'ouvrir la bouche; je vis alors que les os du palais étaient si fortement enfoncés en arrière, qu'il était impossible de glisser mon doigt par derrière, comme je l'avais projeté, l'extension ne pouvant se faire d'une autre manière. J'imaginai sur le champ un instrument courbé à son extrémité, que j'engageai un peu en haut, je m'en servis pour retirer l'os en avant, ce qui eut lieu sans difficulté; mais je n'eus pas plutôt ôté mon instrument que la masse fracturée se rejeta en arrière. Alors je me contentai de panser la face avec un cérat astringent, pour prévenir l'afflux des humeurs; je fis également une saignée: et quelque heures après, j'avais un instrument mieux fabriqué pour ramener cette grande masse d'os à sa place naturelle; et je la fis maintenir en place par la main de l'enfant, de sa mère et de mes serviteurs, chacun durant un certain temps; sans quoi il n'y avait plus rien. Ainsi, par leurs soins et les nôtres, la tonicité de la partie fut préservée, le cal se développa,et à mesure qu'il se consolida, les parties purent reprendre leur forme ; la face reprit un bon aspect, meilleur assurément qu'on aurait pu l'espérer après un déplacement aussi considérable, et le malade fut tout à fait guéri. (Wiseman, cité par Malgaigne. Traité des fractures, p. 373. Paris 1847).

7° *Fractures avec saillie.* — Une cause agissant de dedans en dehors, comme un corps quelconque pénétrant violemment dans la bouche ouverte, un coup de feu, peuvent produire des désordres dont le mécanisme est l'inverse du genre précédent, où la cause agit de dehors en dedans. L'observation XII pourrait être rangée dans ce genre de fractures. L'observation suivante de Hernu, tirée du journal de chirurgie de Desaut, t. III, p. 236, en est encore un exemple. Cette observation pourrait également être citée parmi les fractures de la voûte palatine.

Obs. IX. — Le pistolet, chargé de deux balles avait fait un trou considérable vers le milieu de la voûte palatine; les os maxillaires étaient séparés l'un de l'autre, et en même temps séparés des os du nez, et des os zygomatiques. Toutes ces parties étaient mobiles : toutefois le seul déplacement sensible consistait dans la saillie que faisait à droite l'os de la pommette. La mâchoire inférieure était aussi fracturée. On essaya de déprimer la saillie de l'os de la pommette; mais, bien que l'accident ne datât que de trois jours, il fut impossible d'y réussir. On se borna donc à rapprocher les maxillaires autant que possible avec une bande-

Croneau.   3

lette placée sous le nez. Le douzième jour, une petite esquille tomba
de la voûte palatine, après quoi la perforation de cette voûte se rétrécit
beaucoup, le 50°, les os maxillaires paraissaient réunis, et il ne restait
à l'intérieur d'autres vestiges d'un délabrement si énorme, que le nez
plus gros et l'os zygomatique droit plus saillant.

Dans cette observation, le maxillaire luxé dans toutes
ses articulations était cependant resté en place, parce
que la force avait été dirigée en dehors vers l'os malaire
qui avait barré le passage au maxillaire, et s'était lui-
même luxé, probablement par contre-coup. Quoi qu'il
en soit de cette explication, le mécaisme reste le même :
action de dedans en dehors, tendant à détacher le maxillaire, de ses articulations et à le fracturer si celles-ci
résistent, ce qui est habituel.

A un degré plus élevé, on arriverait à la perte totale
du maxillaire, comme dans le cas dont parle Marjolin,
d'un homme qui, pris sous une pile de bois, y laissa son
maxillaire supérieur ; il restait une portion de la voûte
palatine, et après la guérison, le malade ne parut pas
trop gêné ni défiguré.

L'auteur ne dit pas par quel mécanisme a eu lieu
cette singulière lésion, mais il nous paraît difficile d'ad-
mettre que ce soit autrement que de dedans en dehors,
pendant que le malade ouvrait la bouche pour appeler
du secours.

8° Enfin il est des cas où les fracas sont si considérables qu'ils produisent des désordres extraordinaires, des
défigurations hideuses, telles que Larrey en cite dans
ses cliniques ; ces graves désordres échappent à une
description méthodique. Dans ces cas, la guérison ne
s'obtient qu'au prix de déformations définitives. Tel est

le cas suivant rapporté par Malgaigne, *Traité des fractu-res*, p. 375.

Obs, X, — Un jeune garçon [reçut au milieu de la face un coup de pied de cheval si violemment appliqué, que les os du nez, les maxillaires supérieurs et les palatins furent brisés comminutivement dans une grande étendue, et les téguments contus et déchirés, La guérison s'obtint, mais avec des déformations étranges. Les os du nez étaient détruits; la portion antérieure de l'arcade alvéolaire et la majeure partie, sinon la totalité de la voûte palatine, avaient également disparu. Il n'y avait plus ni nez, ni bouche : les deux lèvres, soudées l'une à l'autre par une cicatrice épaisse et solide, prolongeaient le menton jusqu'à l'ouverture ovalaire creusée entre les deux apophyses montantes des os maxillaires jusqu'à l'os frontal. Par cette ouverture unique, le malade respirait, parlait, buvait et mangeait ; lorsqu'on y enfonçait un morceau de pain, on voyait la langue qui venait le prendre pour le diriger sous les dents molaires qui faisaient fort bien leurs fonctions.

Fractures indirectes.

Avec le Dr Lehéribel nous admettrons trois sortes de mécanismes pour ces fractures.

Le corps vulnérant peut agir :

1° Sur le maxillaire inférieur et sur la voûte crânienne (ob. XI).

2° Sur le maxillaire inférieur (obs. XII et XIII)).

3° Sur l'os malaire et l'apophyse zygomatique.

Les fractures qui font l'objet du premier alinéa sont rares, puisque nous n'en possédons qu'une seule observation ; mais le mécanisme est si clair, quoique rare fort heureusement, qu'on ne peut en nier l'existence. On conçoit, en effet, que deux forces agissant en sens opposé, l'une sur le sommet de la tête, l'autre sur le menton, le maxillaire, pris entre les deux, soit brisé. Mais si l'on suppose l'une de ces forces annihilée, les conditions sont changées. Supposons, en effet, un choc sur le menton, la tête se dérobe en se rejetant en arrière, et la force s'épuise à son point d'application, c'est-à-dire au maxillaire inférieur qu'elle brise; elle ne peut guère avoir d'action sur le maxillaire supérieur, qui est plus solide que l'inférieur.

En effet, si nous jetons un coup d'œil sur la structure anatomique du maxillaire supérieur, nous voyons qu'il est relié au crâne par deux colonnes osseuses très-puissantes. La colonne nasale qui, réunie à celle du côté opposé, offre une résistance très-grande, et les colonnes jugale et zygomatique en haut et sur les côtés. Il résulte de cette constitution qu'un choc appliqué sur le menton de bas en haut, est transmis dans le sens de ces colonnes et décomposé par elles. Aussi la fracture du maxillaire supérieur est-elle rare, et lorqu'il y a solution de continuité, c'est le maxillaire inférieur qui en supporte les frais.

Cependant, même dans ces conditions, le maxillaire supérieur peut être brisé; mais alors il faut supposer (Lehéribel, Thèse 1874) que l'extrémité céphalique forme, avec la colonne vertébrale, une tige rigide, et que la puissance, appliquée au menton, rencontre de la résistance dans la partie supérieure du crâne, qui est immobilisée. Alors le maxillaire inférieur peut être atteint lui aussi, comme dans l'observation XII, ou respecté, comme dans l'observation XIII.

Les conditions sont complètement différentes dans la fracture du troisième ordre. En effet, les chocs appliqués sur l'apophyse zygomato-molaire surprennent les colonnes osseuses transversalement dans le sens de leur plus petite résistance. Dans les deux cas de M. Dubreuil, sur lesquels nous reviendrons à propos des symptômes, le corps vulnérant avait brisé l'os malaire et l'avait enfoncé dans la paroi antéro-externe du sinus qu'il avait fait éclater, tandis que l'interne était restée intacte.

OBS. XI. — Un mécanicien du théâtre de la Gaîté, pendant un changement de décors, tomba à travers l'ouverture d'une trappe, de telle sorte qu'il fut arrêté par le menton sur le bord de l'ouverture, tandis que le couvercle très-pesant lui tomba perpendiculairement sur la partie supérieure de la voûte crânienne. Ce malade fut apporté à l'hôpital St-Louis avec tous les symptômes d'une violente commotion du cerveau. Le crâne n'offrait aucune trace de violences extérieures ni de fractures. Des ecchymoses se manifestèrent au niveau de la base de l'orbite ; elles occupaient de chaque côté la paupière inférieure, la région malaire et s'étendaient en dedans jusqu'à l'aile du nez au niveau de la base de l'apophyse montante de l'os sus-maxillaire.

En examinant l'intérieur de la bouche, nous reconnûmes l'existence d'une fracture de la mâchoire syncranienne. L'arcade dentaire supérieure paraissait intacte, mais en pressant entre les doigts les dents incisives supérieures et en leur imprimant des mouvements d'avant en arrière, on faisait mouvoir toute l'arcade alvéolaire dans l'étendue de deux ou trois lignes : les mouvements dans le sens vertical étaient moins manifestes et causaient des douleurs très-aiguës. Peudant les recherches, la main éprouve une crépitation particulière qui accompagne dans les fractures les mouvements des fragments. Les apophyses verticales des os sus-maxillaires n'offraient aucune mobilité, non plus que les os de la pommette et les os du nez : ce dont on pouvait se convaincre en appuyant fortement les doigts sur ces parties pendant les mouvements que l'on communiquait à toute l'arcade dentaire. La mâchoire inférieure était intacte, seulement on voyait une forte ecchymose à l'endroit de sa base, laquelle avait porté sur le bord de la trappe. On employa le traitement antiphlogistique général et local et le 30e jour, la mobilité des pièces osseuses avait disparu. (Cloquet et Bérard. Dictionnaire en 30 vol. t. XVIII p. 398, 2e édit. 1818).

OBS. XII. — Le 22 octobre 1819, un couvreur âgé de 40 ans, se laissa tomber d'un toit très-élevé ; il rencontra dans sa chute plusieurs pièces de charpente contre lesquelles il heurta violemment. Relevé sans connaissance, il est transporté à l'hôpital St-Louis. A son entrée il n'a pas repris connaissance, la respiration est stertoreuse, les yeux fermés, les pupilles dilatées : il rend du sang en abondance par la bouche, le nez et les oreilles.

Il existe une forte contusion accompagnée d'ecchymoses et de gonflement à la partie antérieure de la base de la mâchoire inférieure. Cette
dernière lésion avait été produite par une pièce de bois transversale, sur
laquelle le menton avait heurté pendant la chute. Trois dents incisives
de la mâchoire inférieure avaient été renversées en dedans, et, la partie
antérieure du bord alvéolaire correspondant était brisée. Les os maxillaires supérieurs et palatins étaient séparés les uns des autres sur la
ligne médiane, et laissaient entre eux une fente longitudinale de 5 à 6
lignes de largeur, au moyen de laquelle la bouche communiquait avec les
fosses nasales, et qui permettait de faire passer le doigt de la première
dans la seconde de ces cavités. Lorsqu'on saisissait les os sus-maxillaires par l'arcade dentaire, il était facile de leur imprimer des mouvements très-sensibles, soit d'avant en arrière, soit dans le sens trans-
versal, de les écarter ou de les rapprocher.

La nuit, il fut livré à un violent délire, le lendemain il avait recouvré
ses sens, il poussait presque continuellement des cris plaintifs, et ne pou
vait parler et articuler des mots qu'avec une extrème difficulté à cause
de la large fente de la voûte palatine. La voix était nasale, elle semblait
sortie autant par les narines que par la bouche, il ne pouvait avaler
les liquides qu'avec difficulté et en rendait une partie par le nez. Le
troisième jour, le malade mourut après une courte agonie.

24 heures après le décès, *autopsie.* — Le crâne ne présentait à sa voûte
aucune fracture : les os maxillaires supérieurs et palatins étaient séparés sur la ligne médiane dans leurs articulations. Le maxillaire supérieur droit offrait une fracture transversale sur la partie moyenne de
son apophyse montante, et la fracture s'étendait à travers l'os unguis
sur l'os planum de l'ethmoïde. En dehors, l'articulation du malaire
avec le coronal était disjointe, et les grandes ailes du sphénoïde
étaient séparées et très-mobiles. Le maxillaire supérieur gauche était
fracturé à la base de l'apophyse montante. La fracture se portait
au-dessous de son articulation avec l'os de la pommette et traversait
le sinus maxillaire qui était rempli de sang. La cloison des fosses nasales
n'offrait pas de fractures, le voile du palais se trouvait fendu en avant
sur la ligne médiane, et ses deux extrémités ne tenaient plus ensemble
qu'en arrière, au niveau de la base de la luette (Cloquet et Bérard loc.
lit.).

Obs. XIII. — Mundy, terrassier, âgé de 25 ans, le 4 janvier 1874, con-
duisait un cheval attelé à un wagon; au moment où il allait décrocher
le trait, l'animal lui lança un violent coup de pied qui le renversa sans
connaissance; il revint à lui un quart d'heure après, saignant abondamment du nez, surtout par la narine gauche : du reste, il n'accuse pas

une très-vive douleur après l'accident. Dans la matinée il est reçu à Lariboisière. Lors de son entrée voici ce que l'on constate :

Au niveau de la houppe du menton existe une plaie linéaire transversale, d'environ 3 centimètres de largeur, et qui intéresse toute l'épaisseur des parties molles, car on la rencontre également, quoique moins étendue sur la surface muqueuse. De plus, trois incisives inférieures, les deux médianes et la gauche, fortement ébranlées, dépassent le niveau des autres dents : du reste, ni fracture ni luxation du maxillaire inférieur. Du côté du maxillaire supérieur, l'arcade dentaire n'est plus verticale, elle a une direction oblique à gauche et en bas. Les dents se rapprochent et se touchent à gauche, tandis qu'à droite, elles restent à une distance de plusieurs millimètres. Si l'on fait ouvrir la bouche du malade on remarque sur la voûte palatine une ecchymose de la grandeur d'une pièce de 2 fr., qui siége en arrière et à gauche tout en dépassant un peu la ligne médiane. La joue gauche présente une ecchymose et un gonflement au niveau de l'articulation de l'os de la pommette. La paupière inférieure et la conjonctive oculaire sont également le siége d'une infiltration sanguine considérable; du reste, la vue de ce côté fut abolie pendant quelques jours. La pression au niveau des apophyses montantes, malaires et ptérigoïdes est manifestement douloureuse.

Les mouvements de mastication de la mâchoire inférieure sont possibles, mais ne s'exécutent pas sans une certaine gêne. En aucun point, on ne peut constater ni mobilité, ni crépitation osseuse.

Nous recherchons s'il y a quelques troubles du côté de la sensibilité, nous n'en trouvons aucun, ni à la peau de la joue et de la lèvre supérieure, ni du côté des gencives et des dents : il n'y a donc pas de lésion du nerf sous-orbitaire et des nerfs dentaires.

8 janvier. Les mouvements de la mâchoire inférieure deviennent plus faciles, et le malade peut déjà prendre, quoique avec précaution des aliments solides; l'ecchymose palatine diminue, celle de la paupière persiste.

17. Le malade sort de l'hôpital; la pression au niveau de l'apophyse ptérigoïde est encore douloureuse : plus d'ecchymoses palatine ni palpébrale, il ne reste qu'une infiltration sanguine sous-conjonctivale. (Lehéritel, thèse 1874).

SYMPTOMATOLOGIE.

Nous diviserons les symptômes en symptômes généraux et symptômes locaux.

Symptômes généraux.

Les auteurs qui ont pris les observations que nous citons ne parlent pas de symptômes généraux chez leurs malades. Les anciens chirurgiens, dans la crainte des accidents cérébraux, ne manquaient pas de faire des saignées; mais ces appréhensions n'étaient guère justifiées. Dans plusieurs cas, les malades étaient étourdis, perdaient même connaissance; mais là se bornaient les phénomènes du côté de l'encéphale. Dans l'observation III, que nous avons recueillie chez M. Verneuil, le malade a eu de la fièvre pendant huit jours; le pouls était entre 80 et 92 pulsations; la température oscillait entre 38 et 40 degrés. Le malade eut du délire pendan deux nuits consécutives. Il est probable que les symptômes généraux ont été favorisés chez ce blessé par l'état d'alcoolisme chronique du sujet.

S'il en est ainsi, nous verrions donc ici un exemple intéressant de diathèse (si l'on peut donner le nom de idathèse à l'alcoolisme) réveillée par le traumatisme.

Symptômes locaux.

Nous les diviserons en signes physiques et troubles fonctionnels.

Nous ne nous appesantirons pas sur les *signes physiques*. Ils se déduisent naturellement de la lecture des observations. On méconnaîtra difficilement, dans quelque partie qu'ils se présentent, le gonflement, l'ecchymose, la crépitation, la mobilité anormale, la déforma-

tion, l'enfoncement, la saillie, la disjonction des sutures.
S'il y a une large plaie, la simple vue, un stylet introduit
à travers les parties molles pourront constater facilement l'existence des lésions. On distinguera facilement
une fracture simple d'une fracture compliquée, une
fracture avec perte de substance d'une fracture avec in-
tégrité des parties.

Quelquefois les signes physiques manquent ou sont
fort incomplets; le diagnostic ne peut que se faire supposer par l'existence des symptômes rationnels ou des
complications.

Troubles fonctionnels. Complications. — Dans toutes les
fractures, l'on observe toujours la gêne plus ou moins
marquée des mouvements de mastication et même leur
impossibilité absolue, car ils produisent des douleurs intenses. Cette douleur est certainement le plus constant
des symptômes. Elle siége dans toutes les fractures au
niveau de la solution de continuité par la pression et les
mouvements communiqués aux fragments. Le symptôme
douleur, dans les cas où l'on perçoit la crépitation, la
mobilité anormale, et les autres signes physiques, est un
signe secondaire, mais qui devient capital dans une variété spéciale de fracture du maxillaire supérieur, celle
décrite par M. A. Guérin. L'éminent chirurgien de
l'Hôtel-Dieu pense que les fractures de cet os ne sont
pas aussi rares qu'on le croyait auparavant.

« Jusqu'ici, en effet, dit-il, on n'a guère parlé que de
celles qui sont tellement manifestes qu'une personne
étrangère à la chirurgie eût à peine pu les méconnaître.

De ce nombre sont celles qui coïncident avec l'arrache-
ment d'une ou plusieurs dents, celles dans lesquelles les
maxillaires ont été violemment séparés ou enfoncés.
Mais à côté de ces fractures il y en a un très-grand nombre qui passent inaperçues, parce qu'elles sont bien plus
difficiles à reconnaître. Les maxillaires supérieurs sont,
en effet, susceptibles d'être fracturés sans subir de déplacement notable; et, dans ce cas, il est fort difficile de
constater la mobilité et la crépitation. Cette difficulté
résulte de plusieurs causes : d'abord, la fracture résultant d'une violence exercée sur la face, on éveille, par
ces recherches, une douleur qui fait que le malade se
soustrait aux investigations du chirurgien. D'un autre
côté, la mobilité est fort peu appréciable, même lorsque
le malade se laisse bien examiner, parce que, quelque
soin que l'on prenne pour fixer la tête, il est souvent
difficile de dire si les maxillaires sont seuls déplacés ou
s'ils sont entraînés dans les mouvements imprimés à la
face.

« J'ai découvert un signe nouveau depuis quelques
années : c'est la douleur et la mobilité au niveau de l'aileron interne de l'apophyse ptérigoïde. »

Il est deux autres symptômes, physiques ceux-là, qui,
avec la douleur et la mobilité ptérigoïdiennes, sont re-
gardés par M. Guérin comme pathognomoniques : ce
sont l'ecchymose palatine et la phlyctène gingivale. Plus
tard, après la disparition des accidents inflammatoires,
on pourra observer d'autres signes ordinaires : mobilité
des maxillaires, etc. Ainsi qu'on a pu le voir dans l'observation V et qu'on le verra dans l'observation suivante,

le diagnostic porté par M. Guérin fut vérifié, dans un cas, après la disparition des premiers accidents et, dans l'autre, à l'autopsie :

Obs. XIV. — Le nommé V., âgé de 35 ans, charretier, reçut dans la figure, le 10 octobre 1865, un coup de pied de cheval qui le renversa. Il rendit aussitôt par le nez et la bouche une quantité de sang qu'il évalue à un litre. Six heures après, il entrait dans le service de M. Guérin, à St-Louis, il ne saignait plus, mais son œil et sa joue du côté droit portaient les traces d'une violente contusion. Le fer du cheval était même dessiné par une légère excoriation entre l'aile du nez et la joue droite. Le 21, M. Guérin constata une fracture des os propres du nez, et en cherchant si le maxillaire supérieur n'avait pas été fracturé, il le saisit entre les doigts et chercha à leur imprimer des mouvements après avoir fait fixer solidement la tête du malade entre les mains d'un aide. La mobilité étant très-difficile à constater, M. Guérin chercha un signe qu'il dit avoir toujours trouvé dans les fractures du maxillaire supérieur. Ayant écarté les mâchoires du malade, il porta un indicateur dans la bouche, au niveau de l'aileron interne de l'apophyse ptérigoïde, et il constata que la pression, en ce point, causait une vive douleur. D'où il conclut qu'il y avait fracture de l'apophyse ptérigoïde gauche et du maxillaire supérieur.

Nous ne tardâmes pas à vérifier l'exactitude de ce diagnostic. Les accidents inflammatoires s'étant dissipés, nous constatâmes, en effet, que non-seulement la douleur persistait à la partie postérieure et interne de la voûte palatine, mais encore nous reconnûmes de la manière la plus évidente la mobilité de l'apophyse ptérigoïde et celle du maxillaire supérieur.

Une ecchymose bleuâtre, que l'on voyait sous la membrane muqueuse palatine, à 1 centimètre environ au-dessous de l'arcade dentaire, nous parut encore confirmer le diagnostic. Les troubles fonctionnels résultant de cette fracture furent d'ailleurs très-peu prononcés. Le malade éprouva le premier jour seulement un peu de douleur en mangeant. Les mâchoires avaient perdu de leur force, il ne pouvait retenir entre ses dents une compresse que l'on tirait fortement. Il commença à prendre des aliments dès le premier jour, et le deuxième jour, il voulait sortir de l'hôpital, prétendait qu'il était guéri, bien qu'il y eût encore de la douleur et de la mobilité au niveau de l'apophyse ptérigoïde (Guérin, loc. cit.).

Dans un mémoire présenté à la Société de chirurgie au mois de juin 1870, M. Dubreuil a attiré l'attention sur une variété particulière de fracture du maxillaire supérieur, dont nous avons déjà parlé au paragraphe des fractures indirectes. Indépendamment des signes physiques, aplatissement, ecchymose, quelquefois crépitation, M. Dubreuil a indiqué un symptôme connu avant lui, d'ailleurs, et qui peut, à coup sûr, faire diagnostiquer la fracture de la paroi antérieure du sinus maxillaire : c'est l'anesthésie d'une partie des téguments. Mais ce symptôme n'est pas particulier à ce genre de fractures, car nous avons pu le constater chez le malade dont nous avons donné l'observation (observation III).

Dans les deux cas cités par M. Dubreuil dans son service et dans les deux cas qu'il a observés chez M. Jarjavay, l'insensibilité était limitée à la moitié de la lèvre correspondant à la lésion. Dans celui que nous avons vu, l'anesthésie occupait tout l'espace situé entre le bord orbitaire et la commissure labiale inclusivement, d'une part, et entre le dos du nez et le milieu de la joue, d'autre part. On le voit, dans ce cas, l'anesthésie occupe plus d'espace que dans les cas de M. Dubreuil.

Jarjavay et M. Richet, qui ont parlé de cette complication dans leurs cliniques, différaient dans l'interprétation, Jarjavay pensait que cet accident avait pour cause la fracture de l'os malaire; M. Richet voyait dans ce fait un symptôme de la fracture du maxillaire supérieur, M. Dubreuil est venu, pièces anatomiques en main, donner raison à M. Richet. Dans les deux cas, en effet, où il a observé l'anesthésie de la lèvre supérieure, il a eu l'occasion de vérifier par l'autopsie son diagnostic de rupture du nerf sous-orbitaire avec rupture de la paroi antérieure du sinus. Dans un cas, la rupture du nerf avait eu lieu dans le canal même ; dans l'autre, au dessous.

Dans ces deux cas, il est vrai, la fracture du maxillaire avait été déterminée par l'enfoncement de l'os de la pommette dans le sinus ; mais notre observation démontre pleinement que l'os malaire n'est pour rien dans l'anesthésie observée, puisqu'il est resté en place et que la fracture a été directe. La douleur au niveau du trou sous-orbitaire indique évidemment qu'il y a en cet endroit une fissure.

L'observation suivante, d'Hiffelsheim, prouve, par l'insensibilité des dents, que les nerfs dentaires antérieurs peuvent, comme le nerf sous-orbitaire, être lésés. De plus, les muqueuses nasale et buccale participent à l'anesthésie, ainsi que les téguments sous-orbitaires :

OBS. XV. — M..., fit une chute en avant, après avoir glissé des deux pieds sur la glace, et tomba sur le côté gauche, la face contre terre. Le malade ressentit à l'instant une douleur assez vive, et après s'être relevé sans aucun accident, il rentra chez lui.

Le lendemain de la chute, voici l'état des parties : la joue gauche est légèrement tuméfiée ; au niveau de l'apophyse zygomatique existe une dépression notable, et les téguments qui la recouvrent sont ecchymosés. Les doigts, appliqués en avant et en arrière de la surface contuse, ne produisent qu'une douteuse crépitation, lorsqu'on essaie de produire un frottement. La mâchoire inférieure jouit de la liberté de ses mouvements, mais non sans provoquer quelques douleurs.

Puis, le malade attire l'attention sur une insensibilité de la joue et de la narine, et d'autre part, il existe une vague gêne au niveau du trou sous-orbitaire. En examinant de plus près cette région de la face gauche, on constate avec les doigts une crépitation du pont osseux sous-orbitaire.

Il n'est pas possible de savoir quelle part prend l'os malaire dans les deux fractures, dont l'une correspond à son angle postérieur et l'autre à l'antérieur. Le malade se plaint d'ailleurs de ne pas sentir de la narine gauche. Il lui semble moucher le nez d'un autre quand il se mouche de ce côté. Les dents de la mâchoire supérieure gauche ne transmettent aucune sensation : il ne sent pas les aliments qui arrivent à leur contact, et ne pouvant, par conséquent, en faire usage, il mâche du côté opposé. La joue gauche est insensible dans un espace limité par la paupière inférieure et la commissure gauche des lèvres, d'une part, le dos du nez et le milieu de la joue de l'autre. Une plume, une aiguille, promenés sur cette surface ne sont pas senties par le malade. Introduites dans la narine, il ne les perçoit pas davantage : néanmoins, la narine est humide ainsi que la muqueuse buccale correspondant aux parties insensibles.

La paupière inférieure, peu sensible, n'est ni plus sèche, ni plus rouge que celle du côté opposé. En buvant, le malade sent le verre jusqu'au milieu de la lèvre, mais la sensation n'est pas brusquement interrompue au niveau de la moitié gauche, elle se perd peu à peu vers la commissure gauche des lèvres. La motilité est peu lésée dans toute la région insensible.

Quoique l'accident remonte à deux mois, une partie des phénomènes persiste encore (Hiffelsheim. *Gaz. méd.*, 1854, p. 148).

Quelle est la durée des phénomènes d'anesthésie? On voit, dans l'observation d'Hiffelsheim, que la sensibilité n'était pas revenue après deux mois. Il eût été intéressant de savoir si cette anesthésie a disparu ou est restée définitive; ce qui est peu probable, si l'on remarque que, dans les deux cas de Jarjavay, la sensibilité a reparu quelque temps après, et, dans notre observation, après dix-huit jours d'anesthésie.

Si les fractures du maxillaire inférieur peuvent s'accompagner d'anesthésie, elles peuvent aussi être accompagnées de phénomènes inverses, de névralgies : tel est le cas de M. Bassereau (observation II), où le malade était tourmenté par des névralgies intenses.

Il était intéressant de rechercher si, à côté des lésions

de la sensibilité, on ne pouvait placer des lésions du mouvement. Nos recherches n'ont pas été vaines ; c'est surtout dans les blessures par coups de feu que nous avons noté la paralysie du nerf facial :

Obs. XVI. — Un jeune homme avait reçu, en 1830, une balle à la base du nez du côté gauche, qui traversa obliquement la face et vint sortir à droite du col : il guérit. Il prétend que sa vue est diminuée, qu'il a perdu l'odorat. Ce qui est certain, c'est une paralysie de la moitié droite de la face ; il parle et peut mouvoir la langue (Dupuytren. Leçons orales de clinique chirurgicale, t. II, 1839).

Obs. XVII. — Laught (Jean) soldat au 2e zouaves. Fracture du maxillaire supérieur droit. Coup de feu le 18 juin 1855. Paralysie de toute la partie droite de la bouche. Gêne de la mastication et de la parole.

Obs. XVIII. — Lolsteiss, caporal au 46e de ligne. Coup de feu à la tête et à la face. La balle a pénétré au-dessous de l'os de la pommette. Cicatrice à la joue droite. Paralysie de la joue, surdité, hypertrophie du globe oculaire.

Obs. XIX. — Guillot (Ch.-Fr.) capitaine au 91e de ligne. Deux coups de feu dont un à la face. La balle a pénétré par la narine gauche et enlevé près de la moitié droite de l'arcade dentaire du maxillaire supérieur et s'est perdue dans la profondeur des tissus du cou. Lésion du nerf facial. Paralysie d'une partie de la face. Amblyopie de l'œil droit Larmoiement continuel, surdité du côté droit.

(Ces trois cas sont tirés de la statistique des campagnes d'Italie et de Crimée, de Chenu.)

On peut voir que, dans les quatre cas qui précèdent, il y a eu paralysie du facial. Mais cette paralysie est-elle sous la dépendance de la fracture des maxillaires, ou a-t-elle été produite directement par le traumatisme ? Nous inclinons vers cette dernière opinion. Le nerf facial, en effet, n'a pas avec l'os maxillaire les mêmes rapports intimes que le nerf sous-orbitaire. Néanmoins, prenons acte de ce fait, que la paralysie du facial n'est pas rare dans les fractures du maxillaire supérieur.

Nous nous étonnons même de ne pas la trouver plus souvent ; nous ne l'avons pas rencontrée dans les fractures autres que par armes à feu. En revanche, dans les blessures de guerre, nous n'avons pas trouvé un seul cas d'anesthésie. Il est probable que cette dernière complication aura été méconnue quelquefois.

D'autres troubles fonctionnels peuvent encore compliquer les fractures du maxillaire supérieur, ainsi qu'il résulte des observations qui précèdent et des deux suivantes :

OBS. XX. — Le Bert, soldat au 100ᵉ de ligne. Coup de feu à la face. Fracture du maxillaire supérieur droit avec perforation de la voûte palatine. Communication de la bouche avec les fosses nasales. Gêne de la parole, de la mastication, de la déglutition. Affaiblissement très-proncé de la vue du même côté.

OBS. XXI. — Lhur (Ignace), soldat au 26ᵉ de ligne. Coup de feu à la face. Le projectile fracture le maxillaire supérieur droite au niveau de la région sous-orbitaire et sort à la base du crâne près de la nuque. Céphalalgies presque continuelles ; affaiblissement de la vue et de l'ouïe du côté droit.

(Ces deux cas sont extraits de la statistique de Chenu.)

Ainsi, dans les observations XIII, XVI, XX et XXI, il y a affaiblissement de la vue ; dans l'observation XVIII, hypertrophie du globe oculaire ; dans l'observation XIX, amblyopie et larmoiement.

Dans l'observation XVI, abolition de l'odorat.

Dans les observations XVIII, XIX et XXI, surdité.

Dans l'observation XXI, céphalalgie.

Nous regrettons que les cas cités plus haut ne soient pas plus détaillés, et que l'on n'ait pas cherché à trouver la cause des troubles fonctionnels observés. Faut-il voir là, les effets de lésions directes des nerfs, ou bien des phénomènes réflexes ? Les troubles observés du côté des yeux sont évidemment le résultat de deux ordres de lésions : en effet le larmoiement est un phénomène complètement différent de l'amblyopie ou de l'hypertrophie du globe oculaire. Le trouble lacrymal est bien certainement dû à une fracture de la branche montante du maxillaire et consécutivement à une oblitération totale ou partielle du canal nasal : ce serait donc là un fait mécanique. Au contraire lè trouble oculaire nous paraît être un fait physiologique d'ordre réflexe, dont le point de départ est sans doute la lésion du nerf sous-orbitaire. On a cité des cas analogues à la suite de brûlures de la paupière supérieure, et par conséquent du nerf sous-orbitaire : je ne cache pas que cela ait encore été noté par les lésions du nerf sous-obiliaire.

Quoiqu'il en soit ces phénomènes ne sont pas la conséquence forcée des lésions des nerfs, puisque dans plusieurs observations nous n'avons trouvé que de l'anesthésie.

Les troubles des autres sens sont évidemment des phénomènes du même ordre.

Nous allons nous occuper maintenant de deux symptômes d'un tout autre genre que les précédents : l'emphysème et le pneumatocèle.

L'emphysème peut se rencontrer dans les fractures de l'apophyse ascendante accompagnant la fracture des os du nez; il peut aussi prendre naissance dans la fracture des parois du sinus.

Au mois de novembre 1854, Morel-Lavallée disait à

Croneau.   3 la Société de chirurgie avoir observé trois cas de fracture de la paroi antérieure du sinus maxillaire par cause directe, accompagnée d'une tumeur renfermant de l'air et d'un emphysème s'étendant jusqu'à la région du cou.

Voici en entier deux observations, la première d'emphysème, la seconde de pneumatocèle :

Obs. XXII. — Le malade, âgé de 42 ans, avait reçu un coup de pied de cheval. Immédiatement après, il eut une épistaxis abondante, et arriva à l'hôpital le lendemain avec une ecchymose autour de l'œil gauche et un gonflement manifeste : une douleur provoquée, vive à la pression au-dessous de l'os malaire et localisée un peu en dehors du trou sous-orbitaire, fit supposer une fracture du maxillaire supérieur, mais sans permettre de l'affirmer. Le lendemain de l'accident, apparition tout autour de l'œil d'une saillie globuleuse, se déplaçant, donnant la crépitation emphysémateuse et se distendant subitement avec bruit, comme une vessie qu'on insuffle, quand on fait moucher le malade. L'ecchymose palatine et la pression douloureuse sur le maxillaire confirmèrent dans le diagnostic de fracture. Pendant les trois jours qui suivirent l'entrée du malade, l'emphysème atteint de très-grandes proportions ; il couvre toute la face, s'étendant jusqu'à l'apophyse mastoïde gauche, le cou et les régions sus-claviculaires. On sent même de la crépitation jusqu'au niveau du grand pectoral gauche ; en arrière, il s'étend jusqu'à l'épine de l'omoplate. Santé générale excellente. A partir de ce moment, il y a décroissance graduelle des symptômes emphysémateux, ce qui permit, après leur disparition, ne sentir distinctement une fente linéaire avec un léger enfoncement de la paroi antérieure du sinus maxillaire au niveau du trou sous-orbitaire. Le malade sortit guéri douze jours après son entrée. (Cas observé par M. Rendu dans le service du M. Desormeaux à Necker. Cité par M. Gillet *in* Dictionnaire.)

Obs. XXIII. — Le 19 février, François V. vigoureux charretier de 35 ans, se fit tamponner, suivant l'expression moderne des chemins de fer, par deux wagons qu'il voulait arrêter sur la voie de l'exploitation à Montereau-les-Mines. Il fut lancé contre terre à deux mètres plus loin ; relevé presque immédiatement, il poussait des cris épouvantables. Néanmoins, sa blessure était légère, eu égard au choc qu'il avait reçu. Il avait une plaie transversale de la peau postérieure de la cuisse gauche, des érosions insignifiantes à la jambe droite et aux deux épaules, des contusions et des douleurs du côté gauche de la face,

Je fus appelé auprès du malade 2 heures après l'accident, on me mandait exclusivement pour arrêter l'hémorrhagie de la plaie de la cuisse; la face avait été couverte d'un pansement résolutif, et comme le malade ne souffrait pas de cette région, je jugeai convenable de ne pas enlever l'appareil.

19 février. — La nuit a été agitée; il y a une douleur sourde de tout le côté gauche de la face; la joue est tuméfiée et bleuâtre vers le centre à 3 centimètres au-dessous de l'œil, à 1 centimètre 1⁄2 de l'aile gauche du nez : érosions superficielles, sans perforation des tissus et situées sur le point culminant de la tumeur que forme le boursouflement des tissus.

Cette tumeur est un peu plus volumineuse qu'un œuf de pigeon, ovale de dedans en dehors, limitée à son extrémité interne par l'aile gauche du nez, à son extrémité interne, par la saillie que forme la réunion de l'apophyse pyramidale du maxillaire supérieur avec l'os molaire, à son bord supérieur par une ligne assez régulière à courbe concentrique à l'érosion du milieu de la joue; le bord inférieur, qu'on sent au toucher se confond à l'œil avec le gonflement de la lèvre supérieure. Au premier abord on dirait un épanchement liquide dans les tissus contusionnés: mais cette opinion est insoutenable pour peu que l'on touche la tumeur; le doigt alors éprouve une sensation particulière, c'est une élasticité particulière qui permet à cette tumeur de reprendre exactement la même forme et le même volume dès que la pression est interrompue; pas de fluctuation, pas de crépitation, bruissement particulier si l'on promène la pulpe du doigt sur la peau; son tympanique très-net à la percussion, aucune diminution de volume de quelque façon qu'on comprime les téguments. Face raide, mouvements du maxillaire inférieur limité et douloureux; un petit stylet porté dans la bouche et percutant une à une les dents de la moitié gauche de l'arcade dentaire supérieure les trouve toutes très-sensibles.

20 février. — Même état général. Douleurs assez fortes au niveau du maxillaire supérieur; la tumeur qu'on espérait voir diminuer spontanément, parait au contraire avoir augmenté; cette augmentation toutefois est probablement apparente et due à l'œdème qui est survenu aux paupières; à ce niveau et tout autour de l'orbite, on ne perçoit ni crépitation, ni son tympanique.

22 février. — Formation de la gencive de la canine gauche d'une phlyctène colorée. Même état, mêmes symptômes que la veille. Je plonge la pointe d'un bistouri assez étroit au niveau même de l'érosion superficielle décrite au milieu de la joue; sa lame pénètre à près de deux centimètres sans que rien ne s'échappe, je puis aller glisser sur cette lame une sonde cannelée. A peine l'instrument a-t-il pénétré de

quelques lignes qu'un petit sifflement se fait entendre, de grosses bulles lui succédent, et la tumeur s'affaisse ; c'est à peine s'il s'écoule quelques gouttes de sang, mais pas de pus.

11 mars.— Je fus rappelé auprès du malade qui avait repris son travail bien plus vite qu'il ne l'aurait dû. Une nouvelle tumeur s'était produite, mais bien différente de la première, quoique située à la même place ; cette fois, pas de son tympanique, pas d'élasticité ; mais empâtement des tissus et fluctuation. Je plongeai mon bistouri au même endroit, il ne sortit que du pus. Le lendemain, sur le bord de la plaie parut une petite esquille nécrosée du volume d'un grain de millet ; une seconde esquille plus petite fut extraite deux jours après, puis les lésions se réparèrent peu à peu, et un mois plus tard, il ne restait au milieu de la face qu'une dépression cicatricielle étroite mais bien marquée. (Jeannin, Lyon médical, 1870 n° 1)

Cette observation est un exemple de tumeur gazeuse présentant, avec le sinus maxillaire, les mêmes rapports que les tumeurs analogues, décrites au crâne, présentent avec les sinus frontaux. Les cris du malade, en forçant l'air à travers la fissure du sinus, ont été la cause déterminante et efficace de la formation du pneumatocèle. Il eût été intéressant de savoir si la tumeur était sous-périostique ou sous-musculaire.

Les fractures du maxillaire supérieur peuvent encore présenter des complications d'une autre nature ; elles peuvent s'accompagner d'écoulements sanguins, à caractère hémorrhagique. Dans plusieurs observations, le malade avait rendu en quantité assez grande du sang par la bouche ; chez l'un d'eux, les accidents déterminèrent une épistaxis considérable. Berthérand, d'Alger, cité par M. Gillet, eut l'occasion d'observer un cas de fracture du maxillaire supérieur et du temporal gauche qui fut suivi d'une hémorrhagie si abondante, qu'elle nécessita la ligature de la carotide primitive.

Il est à remarquer que l'on n'a jamais observé, dans

les fractures du maxillaire supérieur, l'auto-infection septique, signalée par M. le professeur Richet, dans les fracture de la mâchoire inférieure.

Nous pensons qu'il ne faut pas voir là une solution dans le siège de cette complication, mais simplement un fait tenant à la situation respective des deux os. Dans les fractures de la machoire inférieure, le foyer siége au-dessous du niveau de l'ouverture buccale : le pus peut stagner et être avalé inconsciemment par le malade avec la salive, tandis que dans les fractures du maxillaire supérieur, le foyer est situé au-dessus du niveau de la bouche et le pus peut sortir facilement au dehors.

PRONOSTIC.

Le pronostic n'est pas grave, à moins de lésions très-considérables, comme dans l'observation XII, ou de complications du côté de la colonne vertébrale (obs. V) ou des organes. Il est même remarquable de voir les blessures les plus considérables, ayant produit les destructions les plus hideuses et les pertes de substance les plus irréparables, guérir facilement, alors qu'un simple furoncle de la face peut amener la phlébite de la veine faciale et des sinus crâniens et l'infection purulente elle-même. Larrey, dans ses cliniques (t. V, p. 105 et suivantes, plaies des mâchoires), cite plusieurs cas de guérison véritablement surprenants.

Du reste, ce n'est pas seulement le maxillaire supérieur qui jouit de cette immunité consécutive, on sait, en effet, que les plaies de la face, en général, ne présentent pas une grande gravité.

A un certain point de vue, on peut dire que la fracture des maxillaires est favorable lorsque, par exemple, dans les fractures indirectes, par coup sur le menton, elles amortissent le choc qui aurait été infailliblement transmis au crâne, si les maxillaires ne s'étaient brisés.

Il est évident que les parties ne reviennent pas toujours à leur état primitif. On peut remarquer, comme dans notre observation, une dépression sensible du maxillaire brisé, de sorte que la pommette et le menton sont plus saillants. On pourra voir, dans l'observation X, un exemple de déformations étranges. On conçoit, du reste, que les déformations doivent varier suivant les fractures.

TRAITEMENT.

Dans les fractures sans déplacement, sans esquilles, l'expectation seule convient ; il faudra défendre seulement au malade de parler et de broyer des aliments solides.

Les fractures du bord alvéolaire qui surviennent pendant l'extraction d'une dent, guérissent si facilement qu'il n'y faut pas attacher d'importance. Quand un fragment du bord alvéolaire n'est pas très-mobile, il faut se contenter de le remettre en place et d'immobiliser les deux arcades dentaires au moyen d'une fronde. Ledran et Alix, cités par Malgaigne, ont employé la ligature métallique des dents, dans les cas où les fragments étaient très-mobiles. On a reproché à ce procédé, qui a été employé, surtout dans les fractures de la mâchoire inférieure, de déterminer la chute des dents.

On a employé les moules en gutta-percha qui doivent

donner de meilleurs résultats que la ligature métallique.

On pourra voir, à l'observation III, l'appareil employé par M. Verneuil, pour maintenir réduite une fracture avec chute du fragment inférieur. On pourrait, le cas échéant, employer l'appareil décrit par M. Prestat, dans une fracture avec séparation horizontale de la voûte palatine qui suivait les mouvements de la mâchoire inférieure (obs. VI).

Salter (*the Lancet*, 1860, t. I, p. 593), guérit une fracture en soulevant les fragments rompus avec une plaque d'or, semblable au ratelier fabriqué par les dentistes et convenablement disposé.

De Græfe a employé un bandeau frontal d'acier fixé par une boule derrière la tête. Ce bandeau supporte, de chaque côté, une tige de fer qu'on peut élever ou abaisser, et terminée par un crochet à double courbure, dont l'une embrasse la lèvre et l'autre les dents.

Enfin, nous ailons citer l'appareil que M. Goffres, médecin principal d'armée, a employé dans une fracture comminutive (*Bulletin général de therapeutique*, t. LXXIII, 1862, p. 218).

Ols. XXIV.— Le nommé Charles, soldat au 3ᵉ d'artillerie, entré dans mon service le 29 mai 1862 à l'hôpital militaire de Vincennes, était occupé à marquer des chevaux au fer rouge, quand l'un d'eux lui lança un coup de pied en plein visage, A son arrivée à l'hôpital, je constatai les lésions suivantes: le maxillaire supérieur droit est atteint de plusieurs fractures. L'une d'elles commençant au niveau de la dent canine, s'étend verticalement en haut jusqu'à l'apophyse montante. Cette fracture se continue en arrière jusqu'à l'os palatin, en intéressant dans toute son étendue l'apophyse palatine, qui est brisée en plusieurs fragments. Une autre fracture longitudinale commençant vers le niveau de la dent canine et finissant vers la deuxième grosse molaire, sépare le bord alvéolaire du reste de l'os, et constitue un fragment qui n'est maintenu que par des lambeaux de la muqueuse gingivale. En avant, toute la portion des deux os maxillaires, dans laquelle viennent s'implanter les quatre dents incisives, est broyée en de nombreux fragments qui, retenus à peine par les parties molles dilacérées, flottent dans l'intérieur de la bouche et menacent d'être entraînés par les efforts de déglutition. L'os maxillaire supérieur gauche est, comme l'os maxillaire supérieur droit, fracturé suivant son bord alvéolaire jusqu'à la première grosse molaire. Toutes ces portions osseuses sont avec la muqueuse déchirée, pendantes dans la bouche et excessivement mobiles dans tous les sens; la lèvre inférieure est largement fendue, et les fosses nasales communiquent largement avec la bouche. La face est énormément tuméfiée: il n'existe cependant aucun symptôme de commotion cérébrale.

Pour remédier à de si grands et si nombreux désordres, j'employai, après avoir réséqué et coupé avec des ciseaux tous les fragments antérieurs qui étaient d'un trop petit volume pour pouvoir en espérer la réunion, et dont d'ailleurs toutes les dents étaient détachées, j'employai dis-je, l'appareil décrit plus bas et qui a été fabriqué sur mes indications par M. Charrière fils dont l'habileté toujours active, est constamment au niveau des problèmes à résoudre.

Appareil. — Deux demi-cercles, croisés à angle droit, rembourrés et consolidés par des lanières de tissu de caoutchouc, viennent prendre leur point d'appui sur l'occiput, sur le front et sur les parties latérales de la tête. La partie antérieure de l'un d'eux se termine par une pelotte sur laquelle sont fixées deux vis qui reçoivent les pas de vis de deux boutons.

Cette pelote et ces deux vis sont destinées à maintenir deux tiges en acier un peu recourbées dans leur milieu pour recevoir le nez dans leur intervalle. L'extrémité supérieure de ces deux tiges est percée en forme de coulisses, tandis que l'inférieure, recourbée et arrondie pour recevoir la lèvre, est munie d'une capsule également en acier. La capsule gauche a tout simplement la forme de l'arcade alvéolaire, la droite, au contraire, présente un prolongement destiné à s'adapter à la voûte palatine. Ces deux capsules sont révêtues d'une couche de gutta-percha préalablement ramollie. A la tige droite vient s'adapter à angle droit, une tigelle qui, bifurquée à une de ses extrémités, présente à l'autre une boule rainurée pour pouvoir introduire celle-ci dans la portion de la tige et de l'y fixer au moyen d'une vis Cette tigelle reçoit dans sa bifurcation là rainure d'une pelote, qui, ainsi adaptée au reste de l'appareil, peut venir se placer sur la partie antérieure du maxillaire supérieur droit et le refouler en arrière au moyen d'une vis de rappel.

(Cette description serait plus claire si elle était accompagnée de figures, nous ne pouvons que renvoyer au Bulletin de thérapeutique d'où cette observation est extraite, on y trouvera plusieurs figures explicatives.)

Ces diverses pièces ainsi préparées, produisirent instantanément une coaptation qui fit aussitôt disparaitre toute espèce de difformité. L'appareil enlevé après deux mois d'un traitement qui n'a offert rien de particulier à noter, si ce n'est la possibilité qu'a eue le malade de triturer des aliments solides vingt jours après son application et la nécessité de remonter les tiges à mesure que le gonflement diminuait, a permis de constater une consolidation parfaite de toutes les parties fracturées.

Dans les fractures compliquées de plaie, les indications se tirent des complications diverses. Néanmoins, dans toutes les fractures compliquées des os de la mâchoire supérieure, dit Malgaigne, il y a un principe que les chirurgiens ne sauraient trop méditer, c'est que toutes les esquilles, si peu adhérentes qu'elles soient, doivent être scrupuleusement conservées, et qu'elles se rejoignent avec une facilité admirable. La remarque avait déjà été faite par Savard ; Larrey y a fortement insisté (*Clinique chirurgicale*, t. V, p. 94), et Baudens, si grand partisan de l'extraction des esquilles, a établi pour ces fractures une exception spéciale » (Malgaigne, *loc. cit.*).

Cependant il faut enlever les esquilles, libres ; il faut aussi rechercher s'il n'y a pas de corps étrangers dans les blessures des sinus surtout, car il pourrait ensuite en résulter des plaies fistuleuses.

Plus tard, dans les fractures qui s'accompagnent de pertes de substance, les appareils prothétiques pourront rendre de grands services sans qu'il en résulte de bien grands désagéments.

CONCLUSIONS.

Nous avons divisé les fractures du maxillaire supérieur en deux grandes classes : *fractures directes* et *fractures indirectes*.

Les fractures directes comprennent huit subdivisions :

1° Fractures de l'apophyse ascendante ;

2° Fractures des parois du sinus ;

3° Fractures du bord alvéolaire ;

4° Fractures de la voûte palatine ;

5° Séparation horizontale de toute la voûte palatine du reste de l'os ;

6° Fractures avec enfoncement d'un ou des deux maxillaires ;

7° Fractures avec saillie ou chute du maxillaire ;

8° Fractures par écrasement, impossibles à définir ;

Fractures indirectes, trois subdivisions :

Le corps vulnérant peut agir :

1° Sur le maxillaire inférieur et sur la voûte crânienne ;

2° Sur le maxillaire inférieur ;

3° Sur l'os malaire.

Les symptômes sont classés ainsi qu'il suit :

Symptômes généraux rares et *symptômes locaux*. Ces derniers comprennent les signes physiques et les troubles fonctionnels.

Signes physiques : mobilité anormale, déformation, crépitation rare, etc.

Troubles fonctionnels et complications : douleur importante, surtout dans la variété de fractures horizontales, sans mobilité ni déformation, décrites par M. Guérin ; elle siége alors au niveau de la base de l'apophyse ptérigoïde; elle s'accompagne fréquemment de phlyctène gingivale et d'ecchymose palatine.

Possibilité de troubles particuliers de la sensibilité : anesthésie des régions innervées par le nerf sous-orbitaire, les nerfs dentaires antérieurs, ou, au contraire, névralgies dentaires.

Possibilité de troubles de l'odorat, de la vue, de l'ouïe, d'insensibilité des muqueuses nasale et buccale, de céphalalgie, de troubles du mouvement : paralysie faciale.

Emphysème pouvant se généraliser : pneumatocèle dans les fractures des parois du sinus.

Hémorrhagies nasales, buccales ou par plaie.

P..ris. — A. PARENT, imprimeur de la Faculté de Médecine, rue M,-le-Prince, 29-31.